Sekabuhoro Safari
Ahmed Kiswezi

Violência Interpessoal no Ruanda

AF155419

Sekabuhoro Safari
Ahmed Kiswezi

Violência Interpessoal no Ruanda

Como visto em CHUB e CHUK

ScienciaScripts

Imprint

Any brand names and product names mentioned in this book are subject to trademark, brand or patent protection and are trademarks or registered trademarks of their respective holders. The use of brand names, product names, common names, trade names, product descriptions etc. even without a particular marking in this work is in no way to be construed to mean that such names may be regarded as unrestricted in respect of trademark and brand protection legislation and could thus be used by anyone.

Cover image: www.ingimage.com

This book is a translation from the original published under ISBN 978-613-9-93614-4.

Publisher:
Sciencia Scripts
is a trademark of
Dodo Books Indian Ocean Ltd. and OmniScriptum S.R.L publishing group

120 High Road, East Finchley, London, N2 9ED, United Kingdom
Str. Armeneasca 28/1, office 1, Chisinau MD-2012, Republic of Moldova, Europe
Printed at: see last page
ISBN: 978-620-5-73277-9

DEDICAÇÃO
À minha esposa Grace TUYISENGE

Aos nossos filhos Jean-Luc MUGISHA e Andy UWAYO

AGRADECIMENTOS

Antes de mais, a minha inestimável gratidão ao Dr. Ahmed KISWEZI pela supervisão deste estudo e por ser um bom mentor. Aprecio muito a sua orientação e apoio contínuo, sem os quais esta investigação pode não ter sido possível.

Os meus agradecimentos especiais ao Dr. Georges NTAKIYIRUTA e ao Dr. Faustin NTIRENGANYA pelo seu empenho em melhorar a formação cirúrgica no Ruanda.

Agradecimentos sinceros aos cirurgiões do Departamento de Cirurgia, tanto nacionais como das faculdades de RHH, pelo seu apoio académico no desenvolvimento dos meus conhecimentos.

Agradeço aos participantes deste estudo pela sua cooperação.

Estou grato aos meus colegas de turma, por me aplaudirem e apoiarem incansavelmente, mesmo quando muitas coisas pareciam impossíveis.

Agradeço o amor e apoio da minha família e amigos.

SEKABUHORO Safari

CONTEÚDO DAS TABELAS

LISTA DE ABREVIATURAS

HRH:Recursos Humanos para a Saúde
CHUK: Centre Hospitalier Universitaire de Kigali
CHUB: Centre Hospitalier Universitaire de Butare

ABSTRACT:

Antecedentes: Os conflitos interpessoais resultam frequentemente em agressões físicas de diferentes magnitudes, geralmente resultando em lesões por violência interpessoal.

Todos os anos, uma parte significativa dos pacientes admitidos nas unidades de Acidente e Emergência dos hospitais do Ruanda, como noutros países africanos, são vítimas de lesões intencionais relacionadas com violência interpessoal.

Globalmente, estudos indicam que o problema da violência interpessoal relacionada com lesões é reconhecido, e contribui significativamente para a morbidade e mortalidade cirúrgicas.

O objectivo deste estudo foi analisar e documentar os padrões e factores de risco associados às lesões por violência interpessoal em dois hospitais de referência no Ruanda (University Teaching Hospitals -CHUB e CHUK)

Objectivo: Estudar os factores de risco associados às lesões por violência interpessoal.

Métodos: Foi um estudo de observação prospectivo. Foram incluídos todos os pacientes com lesões de violência interpessoal (lesões físicas) dispostos a participar no estudo. As variáveis estudadas incluíram tipos de lesões, armas utilizadas, relação entre agressor e vítima, e factores conducentes à violência. Foram incluídos 138 participantes neste estudo.

Resultados: Entre os 138 participantes (vítimas), foram identificados os factores de risco: Abuso de álcool (31%); conflitos de terra (17%); roubo (14,3%); questões relacionadas com negócios / dinheiro (12,3%); violência doméstica, incluindo abuso de crianças (5,8%); outros (2%). 114 pacientes melhoraram bem, 17 morreram e 2 ficaram com lesões permanentes.

Conclusão: As lesões por violência interpessoal contribuem significativamente para a nossa morbidade e mortalidade cirúrgicas. Os factores predisponentes ou de risco de lesões de violência interpessoal no Ruanda são geralmente baseados na comunidade e podem ser evitáveis utilizando intervenções baseadas na comunidade.

CAPÍTULO 1

1.1 INTRODUÇÃO E ANTECEDENTES

A história do trauma é paralela à história da evolução do homem, com os seus instintos agressivos, capacidade criativa e ambição sem fim de conquistar o ambiente sem ter em conta o preço que tem de pagar para atingir os seus objectivos.

Globalmente, estudos indicam que o problema da violência interpessoal relacionada com lesões é reconhecido, e contribui significativamente para a morbilidade e mortalidade cirúrgicas.

O Ruanda é um país belo e seguro com um rico património cultural, admirado em todo o mundo. No entanto, teve também tempos turbulentos de violência interpessoal severa. Todos os anos, uma parte significativa dos pacientes admitidos nas unidades de Acidente e Emergência dos hospitais do Ruanda, como noutros países africanos, são vítimas de lesões intencionais relacionadas com violência interpessoal.

A verdadeira incidência dos ferimentos resultantes da violência interpessoal no Ruanda é desconhecida. Os profissionais de saúde estão conscientes deste fardo, mas os estudos ainda não o descreveram.

O objectivo do nosso estudo era investigar os padrões de violência interpessoal relacionados com lesões intencionais no Ruanda. Este estudo analisou as lesões de violência interpessoal, e determinou a distribuição anatómica das lesões, os mecanismos das lesões, os factores associados à agressão física, bem como a modalidade de tratamento e os resultados dessas lesões.

1.2 DECLARAÇÃO DE PROBLEMA:

Nos departamentos de acidentes e emergências do CHUK e CHUB, os ferimentos por violência interpessoal estão entre as causas comuns de consulta e admissão. Nas enfermarias cirúrgicas, estas lesões representam uma percentagem significativa de morbilidade e mortalidade ocasional.

Embora os factores predisponentes (ou factores de risco) das lesões por violência interpessoal sejam na sua maioria baseados na comunidade e, em certa medida, evitáveis, não foi realizado qualquer estudo centrado neste problema para verificar a importância estatística dos vários factores a ele associados.

1.3 *IMPORTÂNCIA& JUSTIFICAÇÃO DO ESTUDO*

Nas unidades de Acidente e Emergência dos Hospitais de Referência no Ruanda, todas as semanas, os departamentos de Emergência dos hospitais de referência no Ruanda recebem vítimas de violência interpessoal:

Muitas destas lesões são fatais, porque envolvem partes delicadas do corpo, e conduzem frequentemente a uma morbilidade e mortalidade significativas, bem como a litígios ocasionais.

Muitos dos factores de risco destas lesões de violência interpessoal são evitáveis, através de intervenções baseadas na comunidade.

Antes disso, nenhum estudo tinha sido feito no Ruanda que se concentrasse especificamente nas lesões sofridas devido à violência interpessoal, apesar da sua prevalência. Um estudo abrangente destas lesões, dos factores predisponentes associados, e dos seus resultados pode salientar a necessidade de estudos a nível nacional sobre o problema. Além disso, os resultados podem preparar o caminho para intervenções comunitárias baseadas na prevenção.

1.45 HIPÓTESES DE TUDY

As lesões por violência interpessoal contribuem significativamente para a morbidade
e mortalidade cirúrgica no Ruanda. Existem vários factores de predisposição/risco.

1.46 OBJECTIVOS

1.5.1 OBJECTIVO GERAL

Estudar os factores de risco de lesões por violência interpessoal no CHUK e no CHUB.

1.5.2 OBJECTIVOS ESPECÍFICOS

1.   Documentar os factores de risco de violência interpessoal no CHUK & CUHB

2.   Analisar os factores associados a essas lesões.

CHAPTER 2: **REVISÃO BIBLIOGRÁFICA**

O estudo sobre lesões interpessoais realizado em Gondor, Etiópia, revelou que o conflito fundiário foi a causa predominante em 31,9%. os locais mais comuns de lesão na estrada 40,4% e em casa 33,4%, O tipo de lesão mais comum foi a fractura em 66,6%, dos quais 86% das fracturas foram causadas por um pau;Os infractores eram vizinhos em 56% dos casos e amigos em 24,6%. Além disso, 49,2% das vítimas bebiam álcool. As principais razões para consultar o hospital foram os cuidados médicos 54,1%, 32% para certificado médico e para13% dos casos para imagens, especialmente radiografias. 66% das vítimas foram tratadas como pacientes externos, enquanto 32,6% foram admitidos, e 0,8% foram encaminhados para outro estabelecimento médico [1].

Estima-se que no ano 2000, 520.000 pessoas em todo o mundo morreram de lesões intencionais e 95% ocorreram em países de rendimento baixo e médio[2].

Em 2013, foi realizado um estudo no Bangladesh que sugere que 53% das mulheres casadas foram vítimas de violência física e sexual perpetrada pelos seus maridos [3].

Na Etiópia, em Adis Abeba, um estudo sobre lesões relacionadas com violência interpessoal descobriu que o conflito interpessoal era a causa mais comum de lesões após lesões de tráfego rodoviário [4].

Na Índia, a investigação concluiu que algumas características socioeconómicas das mulheres têm uma correlação significativa com um risco acrescido de violência doméstica, entre as quais Viver na área urbana, idade avançada, baixos níveis de educação e rendimentos familiares mais baixos [5].

Segundo um outro estudo da Índia, a idade, a educação, a ocupação, a duração do casamento e o alcoolismo do marido estão a predispor à perpetração e vitimização das mulheres [6].

Na América, no ano 2000, mais de 2,5 milhões de feridos estiveram relacionados com violência interpessoal e auto-agressão, resultando numa perda de 70 mil milhões de dólares. Quase 5,6 mil milhões de dólares foram gastos em cuidados médicos para estas lesões relacionadas com a violência e 64,7 mil milhões de dólares foram perdidos devido à diminuição do trabalho e da produtividade familiar. A violência foi reconhecida como a principal causa de mortalidade e morbilidade nos Estados Unidos, tendo resultado em aproximadamente 50.000 mortes e 2,2 milhões de lesões anuais, que requerem cuidados médicos[7 8].

Na Tanzânia, foi realizado um estudo sobre lesões interpessoais em Dodoma em 2011, que revelou que os infractores não estavam geralmente relacionados com as vítimas, mas que os cônjuges ainda assim representavam 20% de todos os feridos. A faixa etária variou entre os 18-36 anos de idade foi a mais ferida, seguida pelas vítimas com idade entre os 36-54 anos de idade.

Para as vítimas masculinas, os ferimentos ocorreram principalmente fora de casa (72%),comparativamente, as vítimas femininas eram tão susceptíveis de serem feridas dentro ou fora de casa (50%). O estudo revelou que as pessoas solteiras eram, na sua maioria, feridas durante o dia, ao passo que as pessoas casadas e que coabitam eram mais frequentemente feridas durante a noite.

Oitenta por cento dos homens foram feridos enquanto tentavam roubar, sendo a principal causa da violência sexual feminina (27%). Em Dodoma, os instrumentos utilizados para causar danos às vítimas foram facas e catanas em 42% dos casos seguidos de paus de madeira em 26% das incidências.

Setenta e nove por cento de todas as lesões ocorreram na cabeça e pescoço seguidos pelo peito e abdómen com 19%. A gestão mais comum das lesões foi o desbridamento, irrigação e, sutura primária das feridas [9].

Um estudo realizado na África do Sul sobre factores de risco de violência interpessoal estimou que a África do Sul tem uma das taxas mais elevadas de homicídios em todo o mundo; com uma taxa de homicídios padronizada por idade de 64,8 por 100.000,que é sete vezes superior à média global [10].

A violência juvenil, particularmente entre os homens, foi excepcionalmente elevada na África do Sul; com taxas de homicídios de 184 por 100.000 pessoas. Esta é nove vezes a taxa global em homens dos 15 aos 29 anos de idade.

Todos os grupos etários foram afectados, e entre as crianças mais jovens do que 5 anos, as taxas de homicídios de 14,0 entre rapazes e 11,7 por 100.000 entre raparigas foram mais do dobro da média dos países de rendimento baixo a médio[11].

Na África do Sul; foram também observados elevados níveis de violência dos parceiros íntimos; tais como violação, violência doméstica, e abuso sexual de crianças. Do mesmo modo, outro estudo concluiu que uma em cada duas mulheres mortas na África do Sul é morta por um parceiro íntimo, resultando na mais elevada taxa de feminicídios íntimos relatados no mundo: 8,8 por 100.000 mulheres [12].

No ano 2000, cerca de 43.000 mortes, ou 8,3% de todas as mortes na África do Sul, foram atribuídas à violência interpessoal. Nesse ano, a violência interpessoal foi a segunda causa principal de vidas perdidas, após sexo sem segurança[13].

Num estudo indiano, realizado em 2013 para analisar as características das lesões,813 vítimas de violência interpessoal apresentadas a um departamento de emergência numa faculdade e hospital médico governamental de uma cidade da Índia Central. Destas vítimas, 74% eram homens e 26% eram mulheres. A maioria das vítimas masculinas referiu ter sido agredida fisicamente por um homem desconhecido, enquanto a maioria das mulheres foi vítima de agressão conjugal. Por outro lado, 28,5% dos casos eram mulheres que foram sujeitas a agressões violentas por parte de bystrangers.

Destes homens indianos, as disputas financeiras, roubos e conflitos com a polícia foram os factores predisponentes mais comuns para as vítimas masculinas. O mesmo estudo revelou que os traumas contundentes eram mais prevalecentes tanto nas vítimas masculinas como nas femininas. As armas de fogo e as armas de corte pesado eram utilizadas de forma mais intensiva. A região da cabeça, pescoço e face foi o local anatómico mais frequentemente ferido, tanto nas vítimas masculinas (37%) como nas femininas (55,4%). Uma história de consumo de álcool e cheiro objectivo de álcool foi considerada positiva em 54,61% das vítimas neste estudo[14].

Um estudo realizado na Nigéria em 1992 sobre a violência doméstica contra as mulheres, interrogou 1000 mulheres em idade matrimonial e descobriu que 81% tinham sido abusadas pelo seu marido68,6% sofreram abusos verbais, enquanto os restantes foram abusados física e verbalmente. Quanto à frequência dos abusos, 77,4% disseram ocasionalmente, 16,2% regularmente e 6,0% foram sempre maltratadas.

Muitas destas mulheres afirmaram que o abuso começou após 2-5 anos de casamento. As causas do abuso estavam relacionadas com questões financeiras, especialmente o baixo rendimento, desemprego e baixo nível de educação. As mulheres sem educação formal eram as mais susceptíveis de serem abusadas física e verbalmente. O uso de álcool foi também um factor que contribuiu para isso. Além disso, trinta e cinco por cento das mulheres que tiveram tratamento após as lesões tinham estado ausentes do trabalho devido a lesões [15].

Num estudo prospectivo de todas as admissões por trauma durante um ano no Hospital Groote Schuur na Cidade do Cabo, os mecanismos mais comuns de ferimentos incluíam agressões com um objecto cortante (20,9%) ou contundente (17%), acidentes de viação (18,8%), e quedas (18,4%). Pacientes do sexo masculino tiveram maiores percentagens de lesões causadas por crimes violentos; agressão com objecto cortante34,4%, agressão com objecto contundente ou espancamento físico 12,5%; ou ferimentos por armas de fogo

8,1%.a maioria dos crimes intencionaisviolentos ocorreu por causa de crimes interpessoais 71,6%, agressão com a comunidade 10,1%,e violência relacionada com bandos 8,3%[16].na África do Sul em 2009,as causas sociais da violência interpessoal são a pobreza generalizada, o desemprego, a desigualdade de rendimentos entre os cidadãos, o sistema patriarcal, a assunção de riscos, a defesa da honra, a fraqueza dos pais, o acesso às armas de fogo, o abuso generalizado do álcool e uma fraqueza do governo e da liderança nos mecanismos de localização dos agressores . Isto ocorre apesar dos avanços no desenvolvimento de serviços para vítimas de violência, da inovação das organizações não governamentais e das provas da investigação [17].

Nos Estados Unidos da América, os dados foram compilados de 1 de Novembro de 2014 a 15 de Maio de 2015, utilizando contagens de mortes relacionadas com armas de fogo em cada estado dos EUA para os anos 2008-10 (estratificadas por homicídio intencional e suicídio). Estes dados foram recolhidos do Sistema de Consulta e Notificação de Estatísticas de Lesões baseado na Web do Centro de Controlo e Prevenção de Doenças dos EUA. Estes dados incluíram informação sobre 25 leis estatais de armas de fogo implementadas em 2009, características específicas do estado, tais como propriedade de armas de fogo para 2013, taxas de exportação de armas de fogo, taxas de homicídios sem armas de fogo para 2009, e taxas de desemprego para 2010. As conclusões de 31, 672 mortes por armas de fogo que ocorreram em 2010 e entre 25 leis sobre armas de fogo foi que nove estavam associadas à redução da mortalidade por armas de fogo, nove estavam associadas ao aumento da mortalidade por armas de fogo, e sete tinham uma associação inconclusiva[18].

CHAPTER 3: **METODOLOGIA**

3.1. CONCEPÇÃO DO ESTUDO

Foi um estudo observacional prospectivo.

3.2. POPULAÇÃO TARGET

As vítimas de violência interpessoal dos departamentos de emergência cirúrgica do CHUK e do CHUB.

3.3. CRITÉRIOS DE INCLUSÃO

Pacientes com lesões resultantes de violência interpessoal.

3.4. CRITÉRIOS DE EXCLUSÃO

Vítimas de lesões auto-infligidas, aqueles que recusaram o consentimento para o estudo, aqueles sem vestígios de lesões físicas, e aqueles que estavam inconscientes sem o consentimento de um membro da família.

3.5. CONFIGURAÇÃO DO ESTUDO

CHUB é um hospital de referência e de ensino localizado na Província do Sul, que recebe pacientes encaminhados de hospitais distritais vizinhos quando as suas condições não são controláveis a esse nível. CHUK é um hospital central de referência localizado em Kigali que recebe pacientes encaminhados de hospitais distritais das províncias de Kigali, Norte, Leste, Oeste e Sul.

Em ambos os hospitais, os pacientes encaminhados são recebidos nos respectivos departamentos de acordo com as suas condições, após serem estabilizados em caso de emergência.

Os pacientes também podem consultar sem serem encaminhados quando têm condições de emergência nas proximidades do hospital. Alguns pacientes com condições de emergência menos graves podem ser encaminhados dos hospitais distritais para os departamentos de ambulatório do CHUK & CHUB.

As vítimas de violência interpessoal foram recebidas em caso de emergência e aí receberam a sua gestão inicial o mais rapidamente possível. Na maioria dos casos, foram dispensadas com uma marcação para se encontrarem com o cirurgião na ODPP para acompanhamento.

Este estudo centrou-se nas vítimas de violência interpessoal que consultaram os cenários CHUB e CHUK de Agosto de 2015 a Janeiro de 2016.

3.7. VARIÁVEIS DE ESTUDO:

A predisposição (ou factores de risco), a distribuição sexual da vítima, a distribuição anatómica das lesões, a distribuição etária, o estado civil, os tipos de lesões, a ocupação, o nível de educação das vítimas, as armas utilizadas, as relações das pessoas envolvidas na agressão, e os resultados do tratamento destas lesões.

3.8. ESTIMATIVA DO TAMANHO DA AMOSTRA

Todos os doentes que preenchiam os critérios de inclusão no estudo admitidos entre Agosto de 2015 e Janeiro de 2016 foram estudados, uma vez que se partiu do princípio de que se tratava de uma população pequena.

Nos últimos 6 meses anteriores ao estudo, 38vic vítimas de violência interpessoal tinham sido admitidas no departamento de acidentes e emergências do CHUB enquanto 141vic vítimas foram admitidas no CHUK durante o mesmo período.

O tamanho da amostra foi calculado utilizando a fórmula para estudos quantitativos transversais, como se segue:

$$n = \frac{z^2 SD}{d^2}$$

n=tamanho da amostra

Z=Nível de confiança 95%(1,96)

S=Desvio padrão da população d=metade da largura do intervalo desejado

$$n = \frac{(1.96)^2 (30)^2}{5^2} = 138.29$$

3.9. RECOLHA DE DADOS

Os dados foram recolhidos utilizando um questionário de pré-teste. Cada participante ou parente mais próximo (para doentes inconscientes) inscreveu-se e foi atribuído um questionário. A entrevista foi confidencial e dada sensibilidade jurídica devido à natureza de alguns dos casos.

Uma versão traduzida do questionário estava disponível para facilitar a comunicação.

3.9.1 ANÁLISE DOS DADOS

Os dados foram introduzidos na Epi Data, e analisados utilizando o Pacote Estatístico para as Ciências Sociais SPSS versão 16.0

3.9.2 . CONSIDERAÇÕES ÉTICAS

Toda a participação no estudo foi voluntária e não envolveu qualquer risco para os participantes em termos de gestão ou de outra forma. Os participantes eram livres de abandonar o estudo em qualquer altura. Este estudo foi aprovado pela IRB-CMHS, universidade do Ruanda, CHUB e CHUK comités de ética e investigação. Foi solicitado o consentimento de todos os pacientes com mais de 21 anos antes de se inscreverem no estudo.

Para doentes com menos de 21 anos, foi solicitado o consentimento e a permissão dos pais, e para aqueles que não estavam mentalmente alerta, foi solicitado o consentimento de um membro da família (em conformidade com as leis do Ruanda)

Todos os dados recolhidos dos participantes foram tratados com a máxima confidencialidade, e apenas utilizados para efeitos desta investigação

CHAPTER 4:   RESULTADOS
Tabela de Frequências
Distribuição sexual das vítimas

Sexo	Frequência	Porcentagem	Válido Porcentagem	Acumulado Porcentagem
Sexo masculino	122	88.4	88.4	88.4
Feminino	16	11.6	11.6	100.0
Total	138	100.0	100.0	

Neste estudo, os homens (88,4%), foram mais afectados do que as mulheres (11,6%) por lesões relacionadas com a violência interpessoal (**P=0.000**

Distribuição etária das vítimas

Idade	Frequência	Porcentagem	Válido Porcentagem	Acumulado Porcentagem
20-30	58	42.0	42.0	42.0
31-40	48	34.8	34.8	76.8
41-50	18	13.0	13.0	89.9
51-60	11	8.0	8.0	97.8
61-70	3	2.2	2.2	100.0
Total	138	100.0	100.0	

As faixas etárias dominantes eram 20-30 a 42%, e 31-40 a 34,8%. Isto significa que a soma destas duas faixas etárias era de 76,8% **(p=0,000)**. Isto indica que as lesões interpessoais consideradas neste estudo envolveram principalmente o sector jovem e mais produtivo da população.

Distribuição distrital das vítimas

Distrito	Frequência	Porcentagem	Percentagem válida	Percentagem acumulada
Nyarugenge	46	33.3	33.3	33.3
Huye	17	12.3	12.3	45.7
Gasabo	9	6.5	6.5	52.2
Gisagara	8	5.8	5.8	58.0
Muhanga	8	5.8	5.8	63.8
Gicumbi	7	5.1	5.1	68.8
Nyaruguru	7	5.1	5.1	73.9
Nyamagabe	6	4.3	4.3	78.3
Nyanza	6	4.3	4.3	82.6
Kicukiro	3	2.2	2.2	84.8
Ruhango	3	2.2	2.2	87.0
Bugesera	2	1.4	1.4	88.4
Gatsibo	2	1.4	1.4	89.9
Kamonyi	2	1.4	1.4	91.3
Karongi	2	1.4	1.4	92.8
Nyagatare	2	1.4	1.4	94.2
Rutsiro	2	1.4	1.4	95.7
Gisozi	1	.7	.7	96.4
Kamembe	1	.7	.7	97.1
Kirehe	1	.7	.7	97.8
Nyamasheke	1	.7	.7	98.6
Rubavu	1	.7	.7	99.3
Rusizi	1	.7	.7	100.0
Total	138	100.0	100.0	

O distrito de Nyarugenge teve a maioria das vítimas, 46%, seguido pelo distrito de Huye com17%. Isto pode ser devido ao facto de tanto o CHUK como o CHUB serem hospitais de referência e estarem localizados nesses distritos, respectivamente.

Nível de Educação

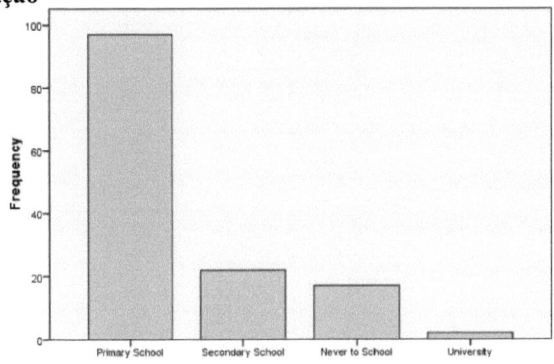

Nível de Educação

A maioria das vítimas tinha um nível de educação primária (68%); 15% tinham educação secundária; e13% das vítimas nunca tinham ido à escola. Por conseguinte, é significativo que o baixo nível ou nenhuma educação formal tenha sido um factor que contribuiu para este estudo **(P=0.000)**; apenas 4% das vítimas tinham nível de educação universitária **(P = 0,158).**

Ocupações das Vítimas

Ocupação	Frequência	Percen t	Percentagem válida	Percentagem acumulada
Sem emprego	60	43.5	43.5	43.5
Agricultor	55	39.9		39.9	83.3
Empresas	13	9.4	9.4	92.8
Motorista	3	2.2	2.2	94.9
Oficial Trabalhador	2	1.4	1.4	96.4
Outros	2	1.4	1.4	97.8
professor	2	1.4	1.4	99.3
Estudante	1	.7	.7	100.0
Total		138	100.0	100.0	

O desemprego afectou 43,5% dos participantes e a agricultura camponesa(39,9%) em conjunto, formaram uma parte maior da população do estudo. Estes dois dão uma percentagem combinada de 83,4%, **(p =0.000),** o que está correlacionado com a pobreza ou o baixo rendimento como factor de risco.

Distribuição anatómica dos ferimentos

	Frequência	Percent	Percentagem válida	Percentagem acumulada
Cabeça e Pescoço	69	50.0	50.0	50.0
Extremidades	41	29.7	29.7	79.7
Peito	16	11.6	11.6	91.3
Abdómen	12	8.7	8.7	100.0
Total	138	100.0	100.0	

50% das vítimas foram feridas na cabeça e pescoço, enquanto as extremidades foram

afectadas em 29,7%. As lesões no peito e abdominais representam 20,3% **(P=0.000).**

Tipos de injúria

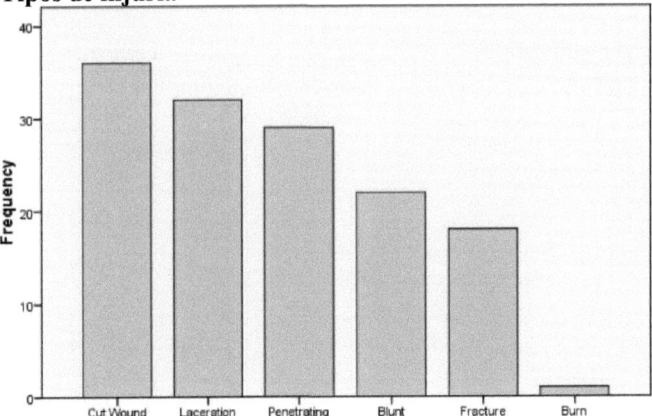

Tipos de Lesões

As feridas cortadas representaram 37% das lesões; as lacerações representaram 34%; as lesões penetrantes 28%.

Armas utilizadas em assalto

Armas	Frequency	Porcentagem	Válido Porcentagem	Acumulado Porcentagem
Stick	66	47.8	47.8	47.8
Faca	30	21.7	21.7	69.6
Machete	19	13.8	13.8	83.3
garrafa	16	11.6	11.6	94.9
Outros	6	4.3	4.3	99.3
Gun	1	.7	.7	100.0
Total	138	100.0	100.0	

Foram utilizados paus de madeira em 47,8% de todos os casos,facas e catanas em 35,5%**(P =0.000).**

Lugar do Lesão (localização do crime)

Localização	Frequência	Porcentagem	Percentagem válida	Acumulado Porcentagem
Início	51	37.0	37.0	37.0
Estrada	49	35.5	35.5	72.5
Bar	33	23.9	23.9	96.4
Outros	3	2.2	2.2	98.6
Quinta	2	1.4	1.4	100.0
Total	138	100.0	100.0	

A violência ocorreu mais frequentemente em casa em 37% dos casos; ao longo da estrada em 35, 5%; e 23,9% no bar. Isto não mostra nenhum local como sendo fortemente indicativo de risco acrescido de violência. Isto indica que não havia um local específico marcado para lesões causadas por violência interpessoal. A violência doméstica sugere violência doméstica e conflitos com vizinhos, enquanto que no bar sugere influência do álcool.

Hora do ferimento

Hora	Frequência	Porcentagem	Válido Porcentagem	Percentagem acumulada
Noite	107	77.5	77.5	77.5
Dia	31	22.5	22.5	100.0
Total	138	100.0	100.0	

77,5% das vítimas foram feridas durante a noite, enquanto apenas 22,5%
aconteceram durante o dia,(**P=0.000.**)Concluindo, muitas das acções violentas foram
feitas durante a noite. A escuridão da noite é frequentemente utilizada para a
propagação de actos violentos e criminosos, uma vez que esconde a identificação, e a
resistência da comunidade é frequentemente mínima ou não está presente durante a
noite.

Estado Civil

Estado civil	Frequência	Porcentagem	Percentagem válida	Acumulado Porcentagem
Casamento/Cohabitação	87	63.0	63.0	63.0
Solteiro/viúvo	50	36.2	36.2	99.3
Separado	1	.7	.7	100.0
Total	138	100.0	100.0	

As vítimas mais afectadas pela violência interpessoal eram casadas/cohabitantes.
Representaram 63%, enquanto que os solteiros/viúvos representaram 36,2%; a
diferença é estatisticamente significativa(**P =0.000**).

Relação com assaltante

Relação	Frequência	Porcentagem	Percentagem válida	Acumulado Porcentagem
Amigo	57	41.3	41.3	41.3
Vizinho	51	37.0	37.0	78.3
Família Membro	20	14.5	14.5	92.8
marido	7	5.1	5.1	97.8
outros	2	1.4	1.4	99.3
esposa	1	.7	.7	100.0
Total		138	100.0	100.0	

41,3% das vítimas de violência interpessoal foram feridas pelos seus amigos, 37% foram feridas pelos seus vizinhos, e 14,5% foram feridas pelos seus familiares. Isto indica que, neste estudo, os agressores e as vítimas se conheciam.(**P =0.000**)

Relação com assaltante

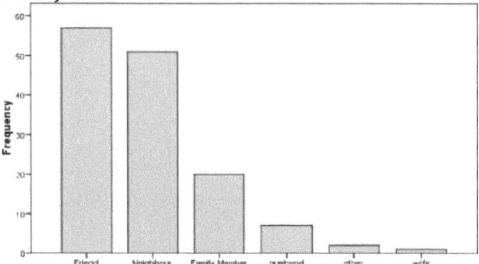

Relação com assaltante

Factores de risco associados às lesões por violência interpessoal

Factores de risco	Frequência	Porcentagem	Válido Porcentagem	Acumulado Porcentagem
Influência do Álcool	45	32.6	32.6	32.6
Conflitos de terras	24	17.4	17.4	50.0
Vingança	21	15.2	15.2	65.2
Roubo	20	14.5	14.5	79.7
Dinheiro	17	12.3	12.3	92.0
Violência doméstica	8	5.8	5.8	97.8
Outros	2	1.4	1.4	99.3
Sexualmente relacionados	1	.7	.7	100.0
Total	138	100.0	100.0	

Entre os factores de risco de violência interpessoal, alcoolismo (32,6%) e conflitos fundiários (17,4%). A soma destes dois representa 50% de todos os riscos identificados no presente estudo. **(P=000).** Os outros factores de risco significativos incluíram vingança (15,2%), roubo (14,5%), questões monetárias (122,3%),e violência doméstica (5,8%).

Factores associados Ofinjúrio

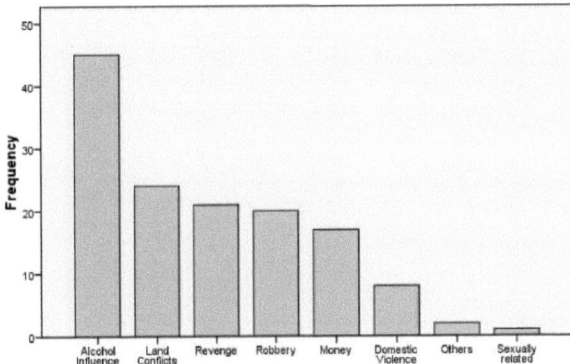

Factores de lesão associados

Modalidade de tratamento

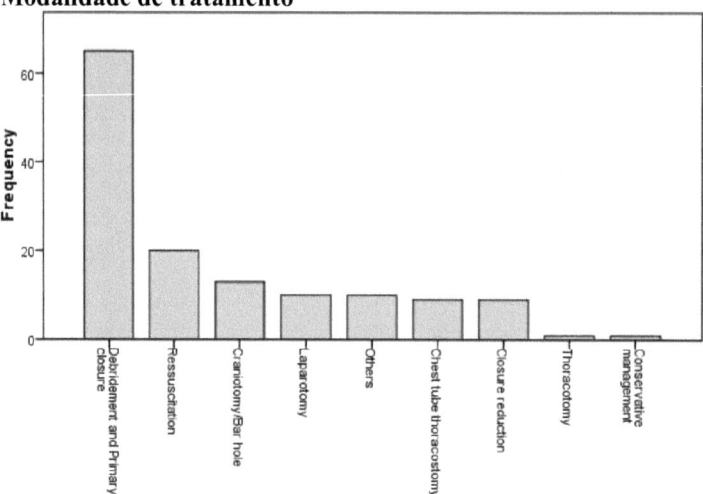

A maioria das vítimas beneficiou de intervenções cirúrgicas feitas por desbridamento e fecho primário de feridas e imunização contra o tétano. Aqueles que melhoraram com este tratamento representam cerca de 65% de todas as vítimas(**P =0.000).**

Duração da estadia hospitalar

Estadia hospitalar	Frequência	Porcentagem	Válido Porcentagem	Acumulado Porcentagem
0-3dias	74	53.6	53.6	53.6
4-7 dias	27	19.6	19.6	73.2
8-11 dias	17	12.3	12.3	85.5
Acima de 16 dias	17	12.3	12.3	97.8
12-15 dias	3	2.2	2.2	100.0
Total	138	100.0	100.0	

A duração da hospitalização variou entre 0-3dias, sendo a mais comum com 53,6%, 47 dias representam 19,6%,8-11 dias representam 12,3%, e acima de 16 dias representa 12,3% A duração da hospitalização traduz-se em morbilidade, tempo valioso perdido, e despesas.

Complicações

Complicações	Frequência	Porcentagem	Válido Porcentagem	Acumulado Porcentagem
Deficiência	1	.7	.7	.7
Paralisia	1	.7	.7	1.4
Morte	17	12.3	12.3	13.8
Nenhum	114	82.6	82.6	96.4
Outros	5	3.6	3.6	100.0
Total	138	100.0	100.0	

82,6% de todas as vítimas recuperaram bem sem quaisquer complicações e 12,3% morreram dos seus ferimentos primários (.p =0.000)

Do acima exposto, a violência interpessoal contribuiu significativamente para a morbilidade e mortalidade cirúrgicas (p= 0,000).

10.LIMITAÇÕES DO ESTUDO

Para os pacientes que foram admitidos inconscientes, ou aqueles cujo estado mental não era estável sem parentes próximos, não fomos capazes de reunir todas as informações necessárias, especialmente as circunstâncias relativas às lesões.

Os pacientes que necessitam de transferência urgente para outros centros para mais investigações/ consultas podem não ter sido devidamente acompanhados para documentação dos resultados.

Alguns dos inquiridos podem ter fornecido informações distorcidas ou inadequadas relativamente aos factores de risco por receio de consequências diferentes, apesar das nossas garantias.

CAPÍTULO 5: DISCUSSÃO, CONCLUSÃO E RECOMENDAÇÕES.
Discussão:

As lesões por violência interpessoal contribuem para o trauma cirúrgico em todo o mundo, e os padrões desta violência variam muito em termos de causas profundas, armas utilizadas, e populações envolvidas.

Neste estudo, as lesões interpessoais eram mais comuns entre os casais casados do que entre os indivíduos solteiros (P= 0.000). A explicação para isto era que a violência doméstica era um grande contribuinte para as lesões.

43% dos feridos estavam entre os desempregados, seguidos de 39% entre os camponeses agricultores. Isto explica-se em parte pelo facto de a terra ser um factor principal, e os conflitos de terra com os vizinhos e familiares foram uma grande causa de raiz neste grupo. Além disso, a pobreza, o alcoolismo, o jogo e a frustração foram fundamentais entre os desempregados.

Entre a classe empresarial (9,4%), as questões monetárias tais como transacções comerciais, empréstimos, débitos e assaltantes foram os principais factores causais.

Anatomicamente, 49,4% das lesões envolviam a cabeça e o pescoço, e tendiam a ser frequentemente múltiplas, o que sugere g tendências letais por parte dos agressores. As lesões envolvendo as extremidades explicariam as tendências defensivas das vítimas. As lesões envolvendo o peito e o abdómen, muitas vezes penetrantes, foram responsáveis por uma morbilidade grave em comparação com as da cabeça e do pescoço, devido às complicações que frequentemente causavam, tais como pneumotórax, hemorragia e infecção.

Neste estudo, as armas utilizadas estavam relacionadas com os ambientes do conflito. A maioria dos ferimentos ocorreu em casa, onde facas, espadas e paus eram frequentemente de fácil acesso e, por conseguinte, utilizados. Seguiram-se ferimentos na estrada, onde foram novamente utilizadas facas e paus. Nos locais onde se bebia, eram frequentemente utilizadas garrafas.

Neste estudo, enquanto a maioria dos pacientes melhorou e teve alta sem complicações permanentes (76%), 17 pacientes (12,3%) morreram na sequência de lesões graves e dois sofreram incapacidade permanente.

Os factores predisponentes (os factores de risco) neste estudo incluíram o seguinte: influência do álcool (32,6%); conflitos de terra (17,4%); roubo (14,3%); dinheiro (12,3%); violência doméstica (5,8%); e outros (2%). É evidente que estes números sugerem que o álcool mais os conflitos de terra combinados somam até 50% dos factores de risco na população estudada. Estes factores têm algumas semelhanças com os encontrados noutras pesquisas feitas sobre este assunto na Etiópia, Tanzânia, e África do Sul.

O grupo de idade mais comum foi de 21-30 anos (42%); seguido de 31-40 anos (34%) e 4150 anos (18%). A maioria das vítimas de violência interpessoal eram jovens, frustradas pelo desemprego, envolvidas em roubos, e apresentando um consumo excessivo de álcool quando tinham a oportunidade de receber uma oportunidade de parentes.

As lesões relacionadas com a violência interpessoal tiveram enormes consequências para a família e para o país, contribuindo para a pobreza, reduzindo as horas de produtividade devido à morbilidade, e gastando os recursos familiares em intervenções cirúrgicas.

Verificou-se que a pobreza era uma causa e consequência da violência interpessoal. Foi uma causa de frustrações, por sua vez, causando directamente violência.a morbidez resultante (por vezes amputações) resultou em pobreza e miséria. A pobreza foi sobretudo explorada como factor de risco a nível social para a violência interpessoal, embora alguns estudos também tenham examinado os seus efeitos a nível individual e da relação ou do agregado familiar.

A maioria dos ferimentos ocorreu durante a noite (77,5%), o que sugere que o objectivo dos agressores era esconder a sua identidade das vítimas ou testemunhas. Quanto aos casos provenientes de um bar, o álcool era frequentemente partilhado durante a noite.

O facto de termos recolhido 138 vítimas de violência interpessoal que participaram voluntariamente neste estudo no prazo de 4 meses em 2 hospitais de referência, sem prestar contas das vítimas que não precisavam de ser transferidas para hospitais de referência para um nível de cuidados mais elevado, demonstra que este é um problema significativo no Ruanda.

Conclusão:

Neste estudo, a incidência global de lesões relacionadas com violência interpessoal em pacientes que visitam o departamento de emergência em CHUB e CHUK, no Ruanda, não é exaustiva.

Este estudo mostrou que os conflitos fundiários, o abuso do álcool, o roubo, o desemprego, e o baixo nível de educação estavam na sua maioria associados a lesões relacionadas com a violência interpessoal. As causas ou factores de risco das lesões relacionadas com a violência interpessoal no Ruanda são geralmente de base comunitária, e podem ser evitáveis utilizando intervenções de base comunitária.

Recomendações:

Estudos maiores a nível nacional podem servir para reforçar estas conclusões, e podem ajudar a orientar os esforços de política pública e educação destinados a reforçar as iniciativas de prevenção comunitárias.

As abordagens comunitárias podem ter de incluirpsicoterapia, comités de resolução de conflitos, ou mesmo policiamento comunitário, a fim de mitigar as lesões causadas pela violência interpessoal.

REFERÊNCIAS

1 Mensur O, Yigzaw K, Sisay A. Magnitude e Padrão de ferimentos na Zona Administrativa Norte de GondarA, Noroeste da Etiópia. Ethiop Med J 2003; 41:213-220.

2 . Peden M, McGee K, Sharma G. O livro de gráficos de lesões: uma visão gráfica da carga global de lesões. Genebra, OMS, 2002.

3 Rahman M, Nakamura K, Seino K, Kizuki M. A desigualdade de género aumenta o risco de violência do parceiro íntimo entre as mulheres? Provas de uma amostra nacional do Bangladesh.PLoS ONE 2013.

4 .Mulat T, Tadios M. Trauma Registry no Hospital TikurAnbesa. Ethiop Med J. 2003; 41: 221226

5 Seedat M, Van Niekerk A, Jewkes R, Suffla S &Ratele K. Violência e ferimentos na África do Sul: Dar prioridade a uma agenda de prevenção. Lancet 2009; 37: 1011-1022.

6 . BabuBV, Kar SK. Domestic violence in Eastern India:factors associated with victimization and perpetration, PublicHealth, vol. 124, no. 3, pp. 136-148, 2010.

7 . Corso PS, Mercy JA, Simon TR, Finkelstein EA, Miller TR. Custos Médicos e Perdas de Produtividade Devido à Violência Interpessoal e Auto-direccionada nos Estados Unidos. American Journal of Preventive Medicine, vol. 32, no. 6, 2007.

8 NationalCenter for Injury Prevention and Control (Centro Nacional de Prevenção e Controlo de Lesões). Sistema de consulta e notificação de estatísticas de lesões baseado na Web (WISQARS). Atlanta GA: CentersforDisease Control and Prevention. Disponível em: www.cdc.gov/ncipc/wisqars

9 .Mwashambwa MY, Kapatalata SN. Lesão intencional:A experiência do hospital regional de Dodoma,Tanzânia Central. Cent. Leste. Afr. J. Surg. 2015.

10 . Norman R, Matzopoulos R, Groenewald P, Bradshaw D: O elevado fardo dos feridos na África do Sul. Boletim da Organização Mundial de Saúde 2007, 85:695-702.

12. Abrahams N, Jewkes R, Martin LJ, Mathews S, Vetten L, Lombard C:Mortality of women from intimate partner violence in South Africa: anational epidemiological

study. Violência e Vítimas 2009, 24:546-556.

13. Norman R, Schneider M, Bradshaw D, Jewkes R, Abrahams N, Matzopoulos R, Vos T. Violência interpessoal: um importante factor de risco de doença e lesão na África do Sul. Population Health Metrics 2010, 8: 32.

14. Tingne CV, Shrigiriwa MB, Ghormade PS, Kumar MB. Análise quantitativa das características das lesões nas vítimas de violência interpessoal: Uma perspectiva do departamento de emergência. Journal of Forensic and Legal Medicine 2014.

15. Odujinrin O. Wife battering na Nigéria. Int J GynaecolObstret, 1993, 41: 159-164.

16. Nicol A, Knowlton LM, Schuurman N, Matzopoulos R, BBusSci M, Zargaran E, Cinnamon J, et al. Trauma Surveillance in Cape Town, South AfricaAn Analysis of 9236 Consecutive Trauma Center Admissions. JAMA Surg. 2014.

17. Prof Mohamed Seedat, DPhil , Dr Ashley Van Niekerk, PhD, ShahnaazSuffla, MPsych, Prof Rachel Jewkes, MD Violência e lesões na África do Sul: dar prioridade a uma agenda para a prevenção,25 de Agosto de 2009

18. Dr BinduKalesan, PhD, Matthew E Mobily, MD, Olivia Keiser, PhDJeffrey A Fagan, PhD, SandroGalea, MDFirearm legislation and firearm mortality in the USA: a cross-sectional, statelevel study, 10 March 2016

ANEXO 1

1. **FORMULÁRIO DO CONSENTE**

INFORMAÇÃO DO PARTICIPANTE E FORMULÁRIO DE CONSENTIMENTO

Título do estudo:

LESÕES POR VIOLÊNCIA INTERPESSOAL

FACTORES PREDISPONENTES COMO VISTOS EM CHUK E CHUB

Investigador principal:

SEKABUHORO SAFARI, MD, Residente em Cirurgia Geral, Universidade do Ruanda

Supervisor:

AHMED KISSWEZI MD, Mmed, Cirurgião Geral

NÚMERO DE TELEFONE DE EMERGÊNCIA: SEKABUHORO,MD 0788214006

INTRODUÇÃO

É convidado a participar neste estudo de investigação porque é vítima de violência interpessoal admitida ou consultada no CHUB ou CHUK. Esperamos estudar os factores de risco de violência interpessoal como visto no CHUK e no CHUB.

A sua participação é voluntária. Cabe-lhe a si decidir se deseja ou não participar. Se desejar participar, ser-lhe-á pedido que assine este formulário. Se, após assinar o formulário, desejar retirar-se do estudo, é livre de o fazer sem dar qualquer motivo.

Se não desejar participar, não perderá o benefício de quaisquer cuidados médicos a que tenha direito ou que esteja actualmente a receber e isso não afectará a sua relação com os seus prestadores de cuidados.

Por favor, dedique algum tempo à leitura cuidadosa das seguintes informações. Pode pedir ao investigador que explique quaisquer palavras ou informações que não compreenda claramente. Pode fazer tantas perguntas quantas necessitar. Por favor, sinta-se à vontade para discutir isto com a sua família, amigos ou médico de família antes de decidir.

PORQUE É QUE ESTE ESTUDO ESTÁ A SER FEITO?

O Ruanda é conhecido como um país seguro em todo o mundo, mas há muitos pacientes admitidos no departamento de acidentes e emergências após terem estado envolvidos em violência interpessoal (ferimentos) e não há dados disponíveis que forneçam informações claras sobre a descrição destes ferimentos. Este estudo está a ser feito para ver se, pode fornecer uma descrição da violência entre as pessoas nos dois maiores hospitais públicos CHUK e CHUB, e no final deste estudo serão dadas recomendações para reduzir a incidência de lesões interpessoais.

QUEM PODE PARTICIPAR NO ESTUDO?

Pode participar no estudo se estiver a sofrer lesões intencionais que resultem na sua admissão ou consulta no hospital com vestígios claros de lesões.

Não deve participar neste estudo se tiver: automutilação, nenhum ferimento intencional, inconsciente sem parentes próximos (testemunha de violência), nenhum vestígio de ferimento

O QUE É QUE O ESTUDO ENVOLVE?

Se concordar em participar no estudo, recolheremos as seguintes informações de si, das suas enfermeiras, e da sua ficha: a sua idade, sexo, profissão, relação com o seu agressor, causa da lesão, estado civil, onde a lesão ocorreu, distribuição anatómica, arma e cuidados prestados no CHUK e CHUB, A sua participação neste estudo será desde a admissão até ao dia da alta.

QUAIS SÃO OS BENEFÍCIOS DE PARTICIPAR NESTE ESTUDO?

Ao participar neste estudo, esperamos formular recomendações que ajudem o governo a prevenir e reduzir a taxa de lesões interpessoais no país e em todo o mundo.

EXISTEM RISCOS E DESCONFORTOS POSSÍVEIS?

Ao participar no estudo não há desconforto e ao assinar o consentimento não perde nenhuma vantagem e os seus direitos legais vão ser considerados.

O QUE ACONTECE SE EU DECIDIR RETIRAR-ME?

A sua participação nesta investigação é voluntária. Pode retirar-se deste estudo em qualquer altura. Não tem de apresentar uma razão. Não haverá penalização ou perda de benefícios se optar por se retirar. Os seus futuros cuidados médicos não serão afectados.

Se optar por entrar no estudo e depois decidir retirar-se mais tarde, todos os dados recolhidos sobre si durante a sua inscrição serão retidos para análise.

SEREI INFORMADO SOBRE OS RESULTADOS DO ESTUDO?

Os resultados do estudo estarão disponíveis em Julho de 2016 junto do investigador principal.

QUANTO ME VAI CUSTAR O ESTUDO?

A sua participação neste estudo não lhe será cobrada nem paga. Não receberá qualquer compensação, ou benefícios financeiros por ter participado neste estudo, ou como resultado de dados obtidos a partir de investigação realizada no âmbito deste estudo.

A MINHA PARTICIPAÇÃO NESTE ESTUDO SERÁ MANTIDA CONFIDENCIAL?

A sua confidencialidade será respeitada. Nenhuma informação que revele a sua identidade será divulgada ou publicada sem o seu consentimento específico para a divulgação.

QUEM DEVO CONTACTAR SE TIVER PERGUNTAS SOBRE O ESTUDO?

Se tiver quaisquer perguntas ou desejar mais informações sobre este estudo antes ou durante a participação, pode contactar o **Dr. Sekabuhoro Safari** através do número de telefone: +250788214006, mail: sekabuhorosafari@gmail.com, safseka@yahoo.fr , IRB contacts:researchcenter@ur.ac.rw Tel:+2507885-63312

2. **CONSENTIMENTO PARA PARTICIPAR**

Título do estudo:

LESÕES POR VIOLÊNCIA INTERPESSOAL

FACTORES PREDISPONENTES COMO VISTOS EM CHUK E CHUB

Eu li (ou alguém leu para mim) a informação neste formulário de consentimento.

o Compreendo o objectivo e os benefícios do estudo.

o Foi-me dado tempo suficiente para pensar sobre o assunto.

o Tive a oportunidade de fazer perguntas e recebi respostas satisfatórias.

o Sou livre de me retirar deste estudo em qualquer altura por qualquer razão e a decisão de deixar de participar não afectará os meus futuros cuidados médicos.

o Concordo em seguir o estudo e em dizer ao cocho

o Fui informado de que não há garantias de que este estudo me trará quaisquer benefícios.

o Dou autorização para a utilização e divulgação das minhas informações pessoais de saúde não identificadas recolhidas para os fins de investigação descritos neste formulário.

o Compreendo que ao assinar este documento não renuncio a nenhum dos meus direitos legais.

A sua assinatura abaixo indica que leu e compreendeu a descrição fornecida; tive a oportunidade de fazer perguntas e as minhas/nossa perguntas foram respondidas.

Autorizo a participação no projecto de investigação.

Concordo em participar neste estudo:

Nome do participante............ .... AssinaturaData.......

Nome da pessoa que obtém o consentimento......................Assinatura ....

....Data.......................

3. IMENYEKANISHA RY'ABABIFITEMO URUHARE

Umutwew'icyigwa: **LESÕES POR VIOLÊNCIA INTERPESSOAL**

FACTORES PREDISPONENTES COMO VISTOS EM CHUK E CHUB

UBUGENZUZI BW'IBANZE:
SEKABUHORO Safari, umuganga wizobereza umwuga wo kubaga muri kaminuza

nkuru y'U Rwanda

Umufatanya Bugenzuzi

AHMED KISWEZI, MD, Mmed Gen Surgery,FCS(ECSA) Universidade do Ruanda

IBURIRO

Muratumiwe kugira uruhare mu bushakashatsi kumyigire kubuvuzi bumaze kweme

rwa mu bitaro byigisha bya kaminuza nkuru ya Kigali ni byi Butare .

Kwitabira ubushakasha tsi n'ubushake,niwowe bizaturukaho kugira ubwitabire, igihe

udahisemo kubyitabira hari urupapuro rwabugenewe usabwa gusinya. Mugihe waba

waramaze gusinya urworupapuro ugakenera kuvamo,ubifitiye uburenganzira busuye

ntabisobanuro ubitangiye.

Mugihe waramuka udashatse gukorerwa ho ubushakashatsi ntago bizakuraho

uburenganzira ufite bwo guhabwa ubuvuzin'ibindi byose wemerewe cyangwa se ngo

bigire icyo bihindura kumibanire yawe nabashinzwe ku kwitaho.

Turabasa bagufata umwanya uhagije wogusoma neza amakuru muhabwa ,kugirango

muramutse haribyo mudasobanukiweneza

bibafashekubazaumushakashatsiibazobyosemukeneyegusobanuki

wa.Murasabwa kandi kubiganiraho mwisanzuye mumiryango n'inshuti zanyu

cyangwa abagombere yo gufataumwanzuro.

Ubushakashatsi bwagukoreweho nibyo bizagarukwaho mu

isesengurary'ubwobushakashatsi.

Ese nzamanyeshwa ibyavuye muri ubwobushakashatsi

Ibizava muri ubwo bushakaashats ibizashyirwaahagaragara mu kwezikwagatandatu

2016 bivuye kuwar iukuriye ubushakashatsi.

NIKIUBUBUSHAKASHATSIBUZANSABA?

Ntakiguzi cyangw aubwishyu uzasabwa mukuba umwe mu bagize ububushakashatsi,ntagihembo cyangwa indinyungu iyari yose uzakuramo Ntagisubizo muzahabwa cyari cyose kivuye mu bushakashatsi.

Ese kubaumwe mubagize ububushakatsi bizagirwa ibanga ?

Kuba umwemubagize ububushakashatsi bwanjye ni ibanga kandiri zubahwaNtaamakuruayoariyoyoseyatumaimyirondoroyaweimenyekana.

AzashyirwaahagaracyangwangoamengoyekanishwentaburenganziraUtanze, hagatiahoibyavuye mu bushakashatsi no mu bisubizobyawemugangaazatangabizagenzurwan'umushakatsimukuru nindenabazandamutsengizeikibazocyangwankeneyeibisobanurobanurobirushijeho :nibaufiteikibazocyangwaukeneyeibisobanurobyisumbuyehokubushakashatsimberecy angwa mu gihenyumayabwoushoboraguhamagara Dr SEKABUHORO Safarikulinomero 0782796104

NIBANDE BAGOMBA KWITABIRA INYIGISHO?

Uzitabiraububushakashatsiigiheuzabawarakomerekejwebikabangombwakousuzumwa cangwauha bwaibitaro.

Ntagouzitabiraububushakashatsiigiheuzabaudafiteibimenyetsobyibikomere,mugihew anzekwitabi raububushakashatsi kubushake,mugiheuwakomerekegweatabashagusobanukirwakuberagukomereka mumutwe.

INGARUKA ZISHOBOKA

Ntazo

NIKI CYABA NIBA WIYEMEJE KUBIVAMO ??

Kubaumwemubarimuriubububushakashatsiniubushakebwawe Ushoborakubuhagarikiraigihecyoseushakiye.Ntagoaringombwagutanga Impamvu.Ahontaamandecyangwaigihombouzagiraigihecyoseuhisemo Kubihagarika.ntangarukakakumyivurizeyawecyangwa se no kumirimoyawewakoraga. Uhisemokubaumwe mu bagizeububushakashatsi,nyumaugaugafataicyemezocyokubuvamo ,ibyavuye mu

AMASEZERANO YO KWEMERA KWIJIRA MUBUSHAKASHATSI

Umutwew'icyigwa:**INJÚRIOS DE VIOLÊNCIA INTERPERSONAL**

FACTORES PREDISPONENTES COMO VISTOS EM CHUK E CHUB

Maze gusoma(gusomerwa) amakuruajyanyen'amasezerano.

Maze kumvaintegouburyondetsen'ingarukazishobokan'inyunguzirimuriiyinyigo.

Nahaweigihegihagijecyokubitekerezaho.

Nahaweuburyobwokubazaibibazo no guhabwaibisubizobihagije.

Numvisekomfiteubwisanzurebwokubanakwisubirahoigiheicyoaricyoaricyocyosekum

pamvurunak e iicyocyemezokikabantangarukakizagirakumibanireyanjyeyohazaza.

Ntanzeuburenganzirabwogukoreshaamakuruy'ubushakashatsibujyanyen'umwirondor

owanjye.

Numvisekogushyirahoumukonokuriayamasezeranomwayasomyenezakandimwayasob

anukiwe,k uko mwampaye umwanya wokubabaza ibibibazo kandi nahawe

n'ibisubizo bikwiye.

Nemeye kujya muriga hunday'inyigo :

Amazinay'uwitabiriye :   UmukonoItariki

Amazinay'   umwakiraamakuruUmukonoItariki

4. *QUESTIONNAIRE*
TÓPICO: LESÕES POR VIOLÊNCIA INTERPESSOAL: FACTORES PREDISPONENTES (DE RISCO)
COMO VISTO EM CHUB E CHUK
Número de série....
Entrevistador (apenas iniciais) ....
CARACTERÍSTICAS DEMOGRÁFICAS 1. ID: 2.sexo:
3. Idade:

□ 0-10 yo	□	31-40 yo	□	61-70 yo
□ 11-20 yo	□	41-50 yo	□	71-80 yo
□ 21-30 yo	□	51-60 yo	□	81-90 yo

4. Nível de educação:
□   Nunca à escola
□   Escola primária

□ Escola Secundária
□ Universidade

5.   Endereço/Distrito:
6.   Ocupação:
□   Empresas
□   Agricultor
□   □ Sem emprego
□   □ Trabalhador de escritório

□ Outros: ...

INJÚRIO

1. Distribuição anatómica/ Padrão:
   - ☐ Cabeça e pescoço   ☐ Abdómen
   - ☐ Peito   ☐ Extremida des

   2. Tipos de Lesões:
   - ☐ Cego   ☐ Queimar
   - ☐ Penetrante   ☐ Mordida
   - ☐ Ferida cortada   ☐ Fractura
   - ☐ Laceração   ☐ Outros: .

3.Armas:
   - ☐ Faca   ☐ Gun
   - ☐ Machete   ☐ Ácido
   - ☐ Incêndio   ☐ Outono
   - ☐ Pontapé   ☐ Outros
   - ☐ Stick

4.Lugar de lesão:
   - ☐ Início   ☐ Estrada
   - ☐ Bar   ☐ Outros
   - ☐ Quinta

5.Timing:
   - ☐ Day ☐ Noite

6.Estado civil:

☐ Solteiro/viúvo
☐ Casamento/coabitação
☐ Divorciado/separado

7. Relação com o agressor:
☐ Vizinho   ☐ Cônjuge
☐ Amigo   ☐ outro
☐ Membro da família
8. **Associado/ Factores de risco**
☐ Dinheiro
☐ Roubo
☐ Conflitos de terra
☐ Violência doméstica
☐ Vingança
☐ Influência do álcool
☐ Esposa
☐ Homens
☐   Sexualmente relacionados
☐   Outros: (Por favor,especifique
brevemente) ....

GESTÃO E RESULTADOS
Modalidade de tratamento:

☐ Craniotomia/Bar furo

☐ Toracotomia

☐ Toracostomia torácica do tubo torácico

☐ Laparotomia

☐ Fixação óssea(ORIF,Fixador Externo)

☐ Desbridamento e fecho primário

☐ Redução próxima

☐ Outros: ...

Estadia hospitalar:
    ☐ 0-3dias
    ☐ 4-7 dias
    ☐ 8-11 dias
    ☐ 12-15dias
    ☐ Acima de 16 dias

Complicação:
☐   Infecção
☐   Deficiência
☐   Paralisia
☐   Morte
☐   Outros: ...

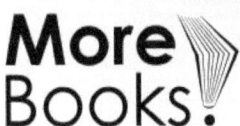
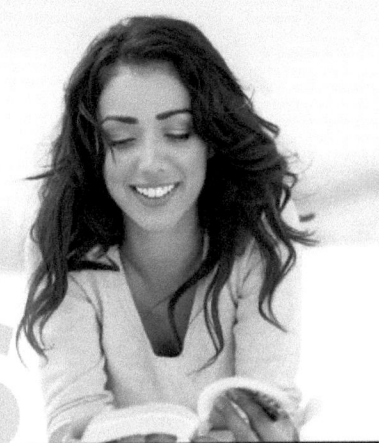

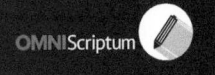

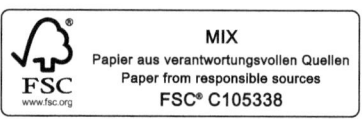
Printed by Books on Demand GmbH, Norderstedt / Germany